LA SEMPLICE CURA MIRACOLOSA

UN ESERCIZIO DI GUARIGIONE PER IL CANCRO

SCRITTO DA JOHN MERCOLA

Contenuti

Dichiarazione di non responsabilità

Le informazioni fornite in questo libro, "The Simple

Miracle Cure: A Healing Exercise for Cancer" (La semplice

cura miracolosa: un esercizio di guarigione per il cancro)

sono intese solo a scopo educativo. Non intendono sostituire la consulenza, la diagnosi o il trattamento di un medico professionista.

Il contenuto di questo libro si basa sulla ricerca, sull'esperienza personale e sulle esperienze di altre persone che hanno condiviso le loro storie. Sebbene sia stato fatto ogni sforzo per assicurare l'accuratezza e la completezza delle informazioni presentate, l'autore e l'editore non garantiscono l'efficacia o la sicurezza di alcun trattamento, integratore o consiglio dietetico discusso.

Il trattamento del cancro è un processo complesso e personalizzato che deve essere supervisionato da professionisti sanitari qualificati. Si consiglia vivamente ai lettori di consultare il proprio medico prima di apportare qualsiasi modifica al proprio piano di trattamento o al proprio stile di vita sulla base delle informazioni fornite in questo libro.

L'autore e l'editore declinano ogni responsabilità per eventuali effetti o conseguenze negative derivanti dall'uso o dall'applicazione delle informazioni contenute in questo libro. La decisione di utilizzare le informazioni contenute in questo libro è esclusivamente a rischio del lettore/paziente.

È importante ricordare che il corpo e le condizioni di salute di ogni persona sono unici. Ciò che funziona per un individuo può non funzionare per un altro. È sempre meglio rivolgersi a un professionista sanitario qualificato per ottenere consigli e cure mediche personalizzate.

LIBRI SCRITTI DALLO STESSO AUTORE:

* DIRE ADDIO ALLA GIARDIASI

DARE L'ADDIO ALL'HERPES

* DIRE ADDIO ALLA MALATTIA DI CROHN

* GLI ELEMENTI VITALI DEL BENESSERE PER LA GUARIGIONE DEL CANCRO: TERRA, ACQUA, FUOCO ED ETERE.

* IL BAGNO CURATIVO ALLA TREMENTINA

* TB, O NON TB: COLTIVARE LA CURA DELLA NATURA: TRIUMPH OLTRE

   TUBERCOLOSI

* IL TRUCCO CONTRO LA TRICOMONIASI: DIRE ADDIO ALLA TRICOMONIASI IN MODO NATURALE

* LA CURA DELLA BLASTOCYSTIS.HOMINIS

* <u>GUARIGIONE DELL'ERNIA IATALE RESA SEMPLICE</u>: APPROCCIO DI GEORGIA KNAPP

* <u>INGEGNERIA DELLA VITALITÀ</u>: IL PROGETTO DI NISHI-KNAP PER LA SALUTE E IL RINGIOVANIMENTO

* <u>CAMBIO DELL'OLIO DELLA VITALITÀ</u>: GUIDA E PROTOCOLLO DI DISINTOSSICAZIONE DEL CORPO

* LE <u>CIMICI DEI LETTI SE NE VADANO</u>: LA GUIDA DEFINITIVA ALLO STERMINIO NATURALE DI QUESTI MICRO-VAMPIRI

* <u>RECLAMARE L'HOMO ERECTUS</u>: LA GUIDA ALLA GUARIGIONE AUTO-CHIROPRATICA PER UNA VITA ERETTA

* <u>DIRE ADDIO ALL'AMEBIASI</u>

* <u>APPROCCIO NATUROPATICO PER L'ELIMINAZIONE DEI DISTURBI PERSISTENTI</u>

<u>INFEZIONI VIRALI</u>: UN PROTOCOLLO COMPLETO

* <u>MASTERING CANADIAN PHARMACIST EVALUATION</u>

<u>EXAM</u>:

<u>PARTE 1</u> - CONQUISTARE GLI ESAMI DI

VALUTAZIONE MCQ

* <u>GUARIRE LA CONFUSIONE: UNA GUIDA ALL'ASTINENZA</u>

<u>DA BENZO E BARBITURICI</u>

* <u>INGANNATI DAL PIOMBO</u>: SVELARE LA SOLUZIONE DI

DISINTOSSICAZIONE PER L'AVVELENAMENTO DA PIOMBO

Introduzione

Questo conciso libretto introduce un potente strumento per combattere efficacemente il cancro, basandosi sulle intuizioni di rinomati professionisti come il dottor Max Gerson, Katsuzo Nishi e il dottor Lobrey. L'esercizio descritto non è solo rinfrescante, ma anche vitalizzante e offre benefici sia preventivi che terapeutici contro il cancro. La perseveranza è fondamentale, poiché l'impegno a lungo termine in questo esercizio può dare risultati notevoli.

Il lavoro di Katsuzo Nishi mette in evidenza numerosi pazienti affetti da cancro che, dopo aver ricevuto diagnosi terminali dai loro medici, sono guariti con successo grazie alla pratica regolare di questo esercizio. Analogamente, la giornalista russa Maya Gugulan ha sconfitto il cancro, che persisteva nonostante tre trattamenti chemioterapici falliti, attenendosi a una dieta rigorosa e sana e incorporando questo esercizio nella sua routine.

L'esercizio è eccezionalmente sicuro, a differenza di altri esercizi di airbath che possono indurre o esacerbare i sintomi del raffreddore. Anzi, se praticato durante la malattia, può accelerare la guarigione dal raffreddore.

Questo esercizio funge da potente strumento di disintossicazione, funzionando come una forma di ginnastica cutanea che favorisce il ritorno venoso del sangue al cuore. Questa stimolazione è benefica per il fegato e può essere utile per vari disturbi oltre al cancro, tra cui problemi digestivi, dolori al colon, disturbi della pelle, problemi di salute mentale e infezioni. Inondando il corpo di aria fresca e ossigeno, questo esercizio rivitalizza e ringiovanisce, aiutando l'organismo a eliminare i gas tossici attraverso la pelle, analogamente al ruolo dei polmoni.

L'imperatore delle malattie

Il cancro, spesso definito "l'imperatore delle malattie", è in aumento e si prevede che diventerà la principale causa di mortalità in molte nazioni, superando persino le malattie cardiovascolari e il diabete. Le ricerche indicano in modo allarmante che nei prossimi decenni potremmo trovarci di fronte a uno tsunami di casi di cancro. Secondo

l'Organizzazione Mondiale della Sanità, nel 2050 sono

previsti oltre 35 milioni di nuovi casi di cancro, con un

aumento del 77% rispetto ai 20 milioni stimati nel 2022.

Questa crisi imminente sottolinea l'urgente necessità di

soluzioni efficaci per combattere il cancro.

Sebbene l'industria farmaceutica abbia sviluppato alcuni

trattamenti promettenti, come l'immunoterapia, è

fondamentale affrontare i problemi di fondo piuttosto che

trattare semplicemente i sintomi. L'immunoterapia, ad

esempio, mira a potenziare la capacità del sistema

immunitario di combattere il cancro, ma può essere

inefficace se il sistema immunitario è già compromesso o

sovraccarico di tossine. In questi casi, può essere

necessaria una disintossicazione dell'organismo prima di tentare di stimolare il sistema immunitario.

È essenziale cercare soluzioni complete che affrontino le cause del cancro alla radice, piuttosto che affidarsi esclusivamente a trattamenti sintomatici. Concentrandoci sulla disintossicazione e sul sostegno alle difese naturali dell'organismo, possiamo lavorare per trovare soluzioni più efficaci e durature per combattere questa malattia devastante.

La pelle

La terapia del bagno d'aria, uno degli esercizi più potenti che si conoscano, consiste nell'esporre il nostro corpo all'onnipresente elemento dell'aria. Fin dalla nascita siamo stati avvolti da questa componente essenziale della vita, rendendola parte integrante della nostra esistenza.

La nostra pelle, l'organo più grande del corpo, è il riflesso del nostro io più profondo e rappresenta la nostra personalità e psiche. Non solo funge da barriera protettiva, ma è anche un organo vitale a tutti gli effetti, spesso definito "secondo cuore". Ciò è dovuto al suo ruolo nel sistema immunitario, nel sistema endocrino e anche alla sua capacità di imitare le funzioni di altri organi, come i reni, i polmoni e l'apparato digerente.

L'importanza della pelle diventa ancora più evidente in situazioni estreme, come le ustioni gravi, dove le sue condizioni possono avere un impatto significativo sulla prognosi del paziente. Nei casi di insufficienza renale, la pelle svolge un ruolo critico nell'eliminazione dell'acido urico in eccesso, un processo che può essere osservato attraverso la comparsa della brina uremica, un deposito di urea cristallizzata che si trova sulla pelle di chi soffre di malattie renali croniche. Questo sottolinea il ruolo della pelle come organo vitale per il mantenimento dell'omeostasi e della salute generale.

Inoltre, la pelle non è solo una barriera passiva, ma interagisce attivamente con l'ambiente circostante, rispondendo a stimoli come i cambiamenti di temperatura e le esperienze emotive. La pelle d'oca, ad esempio, è una reazione familiare scatenata dall'esposizione al freddo o da un'eccitazione emotiva, che evidenzia la natura dinamica della pelle. Inoltre, la pelle agisce come organo immunitario, come dimostra la somministrazione di vaccini attraverso l'iniezione nella pelle, sottolineando il suo ruolo cruciale nel proteggere il corpo dagli agenti patogeni.

Oltre alle sue funzioni protettive e regolatrici, la pelle funge anche da strumento diagnostico, offrendo indicazioni sulla salute e sul benessere di un individuo. Nelle malattie cronico-degenerative come il cancro, la pelle presenta spesso un aspetto pallido e anemico, che riflette il processo patologico sottostante. Anche le malattie infettive possono manifestarsi sulla pelle, come nel caso delle smagliature associate a determinate condizioni.

La notevole versatilità della pelle è ulteriormente dimostrata dalla sua capacità di assorbire sostanze, consentendo l'applicazione di farmaci e nutrienti attraverso cerotti e liposomi. Questa caratteristica unica sottolinea il ruolo poliedrico della pelle sia come barriera protettiva che come canale per gli interventi terapeutici.

Anche se la pelle è una parte importante della salute e della malattia, non ci sono molte informazioni su come mantenerla sana. Per la pelle è importante depurare l'organismo come per il fegato. Possiamo migliorare la salute del fegato e la salute generale aiutando la pelle a disintossicarsi. Il dottor Max Gerson ha sottolineato che il fegato è una parte importante del processo di disintossicazione e che il cancro spesso inizia quando il fegato smette di funzionare correttamente. Un fegato lento che non riesce a liberarsi delle tossine in modo corretto può causare l'accumulo di sostanze pericolose nel flusso sanguigno, il che è negativo per la salute delle cellule e per il funzionamento del corpo nel suo

complesso.

Questo guasto può far sì che molti organi non funzionino

correttamente e indebolire il sistema immunitario,

rendendo l'organismo più soggetto a malattie causate da

virus, batteri e lieviti quando compaiono. Quando il

potenziale redox delle cellule scende al di sotto di quello

che dovrebbe essere, può permettere la formazione di

tumori e altre crescite pericolose. Quando ciò accade,

l'organismo si indebolisce perché la crescita anomala delle

sue cellule va contro l'ordine naturale della vita.

Monossido di carbonio

Il monossido di carbonio (CO) è un gas altamente tossico

che rappresenta un pericolo significativo per il benessere

umano, spesso causa di malattie a lungo termine come il cancro. Sebbene non sia visibile e profumato, può danneggiare gravemente l'organismo, soprattutto in caso di esposizione continua. La propensione del monossido di carbonio (CO) ad attaccarsi all'emoglobina è particolarmente preoccupante, poiché lo fa con un'affinità di legame 200 volte superiore a quella dell'ossigeno. La ridotta affinità di legame dell'ossigeno con le cellule ostacola le operazioni cellulari cruciali e può causare vari problemi di salute.

L'avvelenamento da CO è particolarmente insidioso perché può svilupparsi gradualmente, compromettendo il naturale funzionamento dell'organismo. Sebbene l'esposizione acuta a quantità elevate di CO possa provocare una morte rapida, l'esposizione cronica a livelli più bassi è altrettanto pericolosa a causa del suo potenziale di sviluppo del cancro e di altri gravi disturbi della salute. L'effetto del monossido di carbonio (CO) sull'ossigenazione delle cellule è estremamente importante. L'organismo ha bisogno di una quantità di ossigeno notevolmente superiore per rimuovere il CO dall'emoglobina, il che aggrava ulteriormente il problema.

Il cancro è uno dei numerosi esiti dell'esposizione prolungata al monossido di carbonio. La gamma di potenziali problemi di salute legati all'esposizione al monossido di carbonio (CO) è vasta e comprende affaticamento cronico, disturbi della memoria, difficoltà lavorative, disturbi del sonno, vertigini, malattie neurologiche, parestesie (sensazioni anomale), infezioni ricorrenti, dolori gastrointestinali e diarrea. L'ampia gamma di sintomi sottolinea l'ampio impatto del monossido di carbonio sui sistemi dell'organismo, evidenziando la necessità immediata di affrontare questo diffuso pericolo per la salute.

Inoltre, a parte gli effetti immediati sul benessere, il monossido di carbonio (CO) può avere conseguenze significative sia sulla sicurezza che sull'efficienza del luogo di lavoro. Le persone esposte a quantità elevate di monossido di carbonio (CO) possono andare incontro a un declino delle capacità cognitive, a una minore capacità di prendere decisioni e a un calo delle prestazioni generali. Le implicazioni di questi effetti possono avere un impatto significativo sia sulle persone che sulle organizzazioni, sottolineando la necessità di attuare misure per ridurre l'esposizione al monossido di carbonio negli ambienti professionali.

A causa dei gravi rischi per la salute legati all'esposizione al monossido di carbonio (CO), è indispensabile adottare misure preventive per ridurre la probabilità di avvelenamento. Ciò comporta la garanzia di un flusso d'aria sufficiente negli ambienti chiusi, l'ispezione e la manutenzione periodica dei dispositivi a gas e l'installazione di rilevatori di monossido di carbonio nelle abitazioni e nei luoghi di lavoro. Aumentando la conoscenza del pubblico sui rischi del monossido di carbonio e attuando misure preventive adeguate, possiamo salvaguardare noi stessi e coloro che ci circondano da questa impercettibile minaccia.

Il bagno d'aria

L'airbath è uno strumento e un esercizio che ha molteplici benefici terapeutici sull'organismo, rendendolo utile nella lotta contro il cancro. Un fattore chiave della sua efficacia è la capacità di migliorare l'ossigenazione. L'importanza dell'influenza dell'airbath è sottolineata dalle scoperte fatte da Otto Warburg circa un secolo fa, che ha dimostrato che i tumori hanno un tasso di consumo di glucosio maggiore rispetto ai tessuti sani. In particolare, Warburg ha osservato che una parte sostanziale del glucosio consumato dai tumori viene fermentato per produrre lattato, anziché essere ossidato dai meccanismi respiratori. Inoltre, il cancro è universalmente associato all'ipossia cellulare e tissutale, a indicare che si tratta di uno stato caratterizzato dalla mancanza di ossigeno.

L'importanza del bagno d'aria risiede nella sua capacità di attenuare questi processi. Il bagno d'aria fornisce al corpo aria fresca e ossigeno in abbondanza, che possono contribuire a contrastare l'ipossia cellulare e potenzialmente invertire il processo di fermentazione. La presenza di abbondante ossigeno in questo ambiente produce un ambiente inospitale per le cellule tumorali, che prosperano in condizioni anaerobiche alimentate dagli zuccheri.

Inoltre, il bagno d'aria migliora anche la circolazione sanguigna complessiva. Il bagno d'aria facilita la circolazione del sangue venoso pigro dalla pelle al cuore. Il miglioramento della circolazione della pelle, che è uno degli organi principali dell'organismo, porta a un miglioramento della circolazione in tutto il corpo. Il miglioramento del flusso sanguigno favorisce

l'eliminazione delle tossine, promuovendone l'espulsione

attraverso la pelle. Il bagno d'aria favorisce la respirazione

cutanea e facilita l'eliminazione delle tossine, riducendo il

carico di lavoro di fegato e reni.

Un altro vantaggio significativo del bagno d'aria nel

contesto della terapia oncologica è la sua fattibilità. È

universalmente accessibile, indipendentemente dalla

posizione geografica. Il bagno d'aria può essere condotto

in modo indipendente nella propria stanza, senza bisogno

di alcun supporto. L'economicità e la semplicità di questa

opzione la rendono una scelta pratica per chi cerca

metodi complementari di trattamento del cancro.

L'esercizio del bagno d'aria è un potente trattamento contro il cancro perché aumenta i livelli di ossigeno, migliora il flusso sanguigno e favorisce l'eliminazione delle tossine. La facilità di integrazione nella routine quotidiana e la sua economicità ne amplificano ulteriormente l'attrattiva come trattamento aggiuntivo per il cancro.

Contrariamente all'approccio semplicistico degli esercizi di bagno d'aria proposti da Lehman e Lobrey, il metodo del bagno d'aria proposto da Nishi prevede una sequenza di esercizi più strutturata e sistematica. Il metodo di Lehman prevede semplicemente che il paziente esponga il proprio corpo nudo all'aria fresca per 15-20 minuti, mentre l'alternativa di Lobrey prevede di coprire e scoprire il corpo per stimolare il ritorno venoso, che egli definisce "il secondo cuore", favorendo la circolazione generale. Il metodo Airbath di Nishi, invece, prevede una sequenza

precisa di copertura ed esposizione del corpo all'aria

fresca, seguendo un calendario specifico facilitato dall'uso

di un timer.

Il bagno d'aria di Nishi è un processo alternato che inizia

coprendo il corpo e poi esponendolo all'aria fresca in

modo regolato. Questa sequenza è fondamentale, in

quanto contribuisce a ottimizzare i benefici del bagno

d'aria. L'uso di un timer assicura che ogni fase del bagno

d'aria sia eseguita per la durata appropriata,

massimizzandone l'efficacia.

La natura strutturata del bagno d'aria di Nishi lo distingue

da altri metodi, poiché sottolinea l'importanza di seguire i

tempi e la sequenza per ottenere risultati ottimali. Questo

approccio riflette la comprensione olistica di Nishi del corpo e delle sue funzioni, evidenziando l'interconnessione dei vari processi fisiologici.

Nel complesso, il bagno d'aria di Nishi offre un approccio completo e metodico per sfruttare i benefici dell'aria fresca, evidenziando l'importanza di tempi e sequenze adeguati per ottimizzare gli effetti terapeutici del bagno d'aria.

Il bagno d'aria di Nishi contiene **11 cicli**. Si tratta di una sequenza di nudi e poi di vestiti. Il modo migliore per farlo è indossare un accappatoio, così è più facile prenderlo per esporre il corpo all'aria fresca.

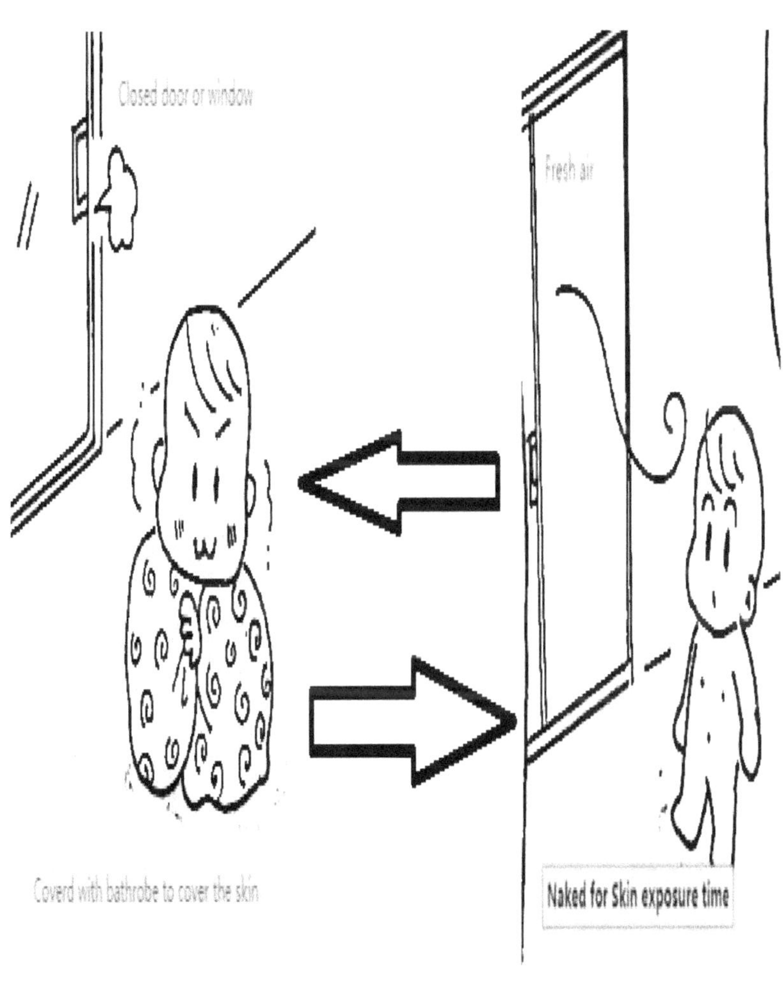
Closed door or window
Fresh air
Coverd with bathrobe to cover the skin
Naked for Skin exposure time

Cicli	Il tempo di essere nudi	Tempo di vestizione
1	20 secondi	1 minuto
2	30	1 minuto
3	40	1 minuto
4	50	1 minuto
5	60	1 minuto e mezzo
6	70	1 minuto e mezzo
7	80	1 minuto e mezzo
8	90	2 minuti
9	100	2 minuti
10	110	2 minuti

11	120	Riposare su un pavimento duro vestito per stimolare il fegato

Nota importante: il bagno d'aria deve essere fatto in un luogo esposto all'aria fresca. Non va fatto in un luogo con inquinamento atmosferico o in presenza di fumi.

L'idea del bagno d'aria è quella di esporre il corpo all'aria fresca e di bruciare il monossido di carbonio.

Il bagno d'aria è gratuito e può essere utilizzato da chiunque. Per le persone invalide, può essere fatto all'interno di una stanza dove le finestre sono aperte in modo selvaggio per far circolare l'aria fresca.

Per la prevenzione del cancro, è sufficiente eseguire l'esercizio del bagno d'aria due volte al giorno. Tuttavia, per i soggetti affetti da malattie croniche come il cancro, si raccomanda di eseguire l'esercizio almeno da 6 a 10 volte al giorno. Nei casi di cancro più avanzati, può essere utile aumentare la frequenza a 13 volte al giorno. L'esercizio, sebbene richieda un po' di tempo, richiede almeno 30 minuti per completare l'intera sequenza, ma i benefici per la salute ne valgono la pena. Per i soggetti con avvelenamento cronico da monossido di carbonio, l'esercizio dovrebbe essere eseguito da 4 a 6 volte al giorno per almeno 6 mesi, seguito da due volte al giorno come misura preventiva.

L'esercizio del bagno d'aria è rinfrescante e semplice da eseguire. È sufficiente un accappatoio per coprirsi, che può essere tolto durante l'esposizione all'aria fresca. È fondamentale usare il buon senso ed eseguire l'esercizio in un'area pulita, evitando zone industriali, luoghi con inquinamento atmosferico o ambienti con gas tossici. Lo scopo principale dell'esercizio è quello di utilizzare l'aria fresca per purificare sia il cielo che il corpo.

Per chi cerca un approccio completo al trattamento olistico del cancro, il mio libro "I quattro elementi della natura contro il cancro" fornisce un protocollo approfondito. Il libro offre indicazioni dettagliate sull'alimentazione, gli integratori e i metodi di disintossicazione che possono migliorare l'efficacia del trattamento.

Infine, la psiche del paziente oncologico svolge un ruolo cruciale nel processo di guarigione. La meditazione può essere incredibilmente utile a questo proposito, soprattutto durante il percorso di guarigione e le potenziali crisi di guarigione. Un metodo semplice ma efficace consiste nel meditare per almeno 40 minuti, rimanendo seduti e concentrandosi esclusivamente sul respiro con gli occhi chiusi. Questa pratica può aumentare la capacità di recupero dell'organismo e integrare i benefici dell'esercizio del bagno d'aria.

LA FINE

41

La semplice cura miracolosa: un esercizio di guarigione per il cancro